El Electrocardiograma del Marcapasos para Dummies. ¿Es posible entenderlo?

Para Miriam, Paula y Nuria. Mis otros yo.

NOTA

La medicina es una ciencia sometida a un cambio constante. A medida que la investigación y la experiencia clínica amplían nuestros conocimientos, son necesarios cambios en tratamientos, fármacos y dispositivos cardiacos. Los editores de esta obra han contrastado los contenidos expuestos con fuentes de confianza, en un esfuerzo por proporcionar información completa y general, de acuerdo con los criterios aceptados en el momento de la publicación. Sin embargo, debido a la posibilidad de que existan errores humanos o se produzcan cambios en las ciencias médicas, ni los editores ni cualquier otra fuente implicada en la preparación o la publicación de esta obra garantizan que la información contenida en la misma sea exacta y completa en todos los aspectos, ni son responsables de los errores u omisiones ni de los resultados derivados del empleo de dicha información. Por ello, se recomienda a los lectores que contrasten dicha información con otras fuentes.

El Electrocardiograma del Marcapasos para Dummies. ¿Es posible entenderlo?
AUTOR: Javier Higueras Nafría
© Los Autores
EDITORES: Javier Higueras Nafría, Ramón Bover Freire
ISBN-13: 978-1519725073 ISBN-10: 1519725078

AÑO: 2015

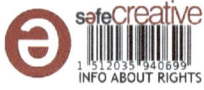

El Electrocardiograma del Marcapasos para DUMMIES.
¿Es posible entenderlo?

EDITORES

Javier Higueras Nafría / Ramón Bover Freire

El Electrocardiograma del Marcapasos para Dummies. ¿Es posible entenderlo?

ÍNDICE

El Electrocardiograma del Marcapasos para Dummies. ¿Es posible entenderlo?

1. Prólogo

La presente obra trata de explicar, en términos sencillos, cómo funcionan los marcapasos, desfibriladores y resincronizadores para el médico no especialista en el tema. Los marcapasos se implantan ya desde 1958 y, sin embargo, pocos médicos se encuentran cómodos cuando tienen que ver a un paciente portador de un dispositivo cardiaco de estimulación y analizar su electrocardiograma. Por eso, en el presente trabajo se muestra con numerosos ejemplos gráficos cómo trabajan estos dispositivos y cómo, con un electrocardiograma, se puede saber en la mayoría de casos si el marcapasos actúa correctamente o si está disfuncionante.

El Dr. Javier Higueras tiene una amplia experiencia docente con estudiantes, residentes y jóvenes especialistas, lo que le convierte en un transmisor ideal de conocimientos complejos, y a veces áridos, a gente que no tiene años de experiencia en esos temas.

Por eso estoy convencido que la lectura de esta obra va a facilitar mucho la comprensión del mundo de los dispositivos cardiacos a todo tipo de médicos.

Dr. Javier Moreno Planas

Jefe de la Unidad de Arritmias, del servicio de Cardiología del Hospital Ramón y Cajal de Madrid.

El Electrocardiograma del Marcapasos para Dummies. ¿Es posible entenderlo?

El Electrocardiograma del Marcapasos para Dummies. ¿Es posible entenderlo?

2. Justificación y agradecimientos

Durante la carrera de Medicina se estudian todas las patologías cardiacas, así como su expresión clínica y electrocardiográfica. Esto posibilita que cuando un aspirante a especialista inicia su parte de formación práctica (residencia, internado, etc.) sólo sea preciso ganar en experiencia, pues los conocimientos se encuentran alojados en alguna parte de su cerebro. Por el contrario, a los dispositivos cardiacos en los temarios de estudiantes se les suele dedicar un párrafo, para confirmar que es el tratamiento de elección para las bradiarritmias graves en el caso de los marcapasos, de las taquiarritmias ventriculares en caso de los desfibriladores o de la insuficiencia cardiaca avanzada que cumple ciertos criterios en caso de los resincronizadores.

Poco se suele analizar de cómo funcionan estos aparatos y menos de su expresión electrocardiográfica. Y sin embargo, en nuestro medio, el empleo de estos dispositivos se ha generalizado y el futuro especialista se encuentra generalmente expuesto a ver pacientes que portan un dispositivo cardiaco, que acuden por algún síntoma preocupante y de la lectura de su electrocardiograma se debe saber si el aparato funciona correctamente. Si el especialista en ciernes busca información para salvar el bache de conocimientos encontrará temarios muy especializados, a menudo de las propias casas comerciales, escritas por y para cardiólogos electrofisiólogos, con un lenguaje muy técnico y dando por sabidos los temas básicos de funcionamiento, que es precisamente la información que un médico clínico precisa.

Por este motivo hemos realizado esta pequeña guía, en la que ya anticipamos que utilizaremos un lenguaje médico no especializado, para que todo galeno, sea de la especialidad que sea, entienda el funcionamiento de estos dispositivos y, por lo tanto, su expresión electrocardiográfica.

No quiero terminar esta presentación sin mostrar mi agradecimiento a varias personas que han sido fundamentales en la realización de esta obra. En primer lugar al Dr. Javier Moreno, que no sólo ha tenido la deferencia de realizar el prólogo, sino que ha corregido el texto para que las ideas bienintencionadas de un médico clínico, no se desvíen de la ortodoxia arritmológica, al tratar de traducir su mundo para el resto de los médicos. Sin su ayuda, esta obra no hubiera sido posible.

Al Dr. Bover, que junto a su equipo editorial de CardioTeca siempre dan cobijo a mis ideas, y que se ha encargado de que el trabajo quede de la forma que pueden ver.

A mis compañeros de trabajo del Hospital Clínico, en especial a los residentes del servicio de cardiología, que en cuanto detectan un electrocardiograma "chulo" me avisan para poderlo digitalizar.

Gracias, finalmente, a mi familia, que han cedido parte de su tiempo y a los que he escatimado algún beso para completar esta obra.

El Electrocardiograma del Marcapasos para Dummies. ¿Es posible entenderlo?

3. Siglas y abreviaturas

AV	Aurículo-ventricular
ATP	Anti tachycardia pacing
BAV	Bloqueo aurículo ventricular
ECG	Electrocardiograma
FA	Fibrilación auricular
J	Julios
Lpm	Latidos por minuto
MP	Marcapasos
Ms	Milisegundos
Pte	Paciente
TV	Taquicardia ventricular
VD	Ventrículo derecho
VI	Ventrículo izquierdo

El Electrocardiograma del Marcapasos para Dummies. ¿Es posible entenderlo?

4. Introducción

De los tres dispositivos que existen en clínica (marcapasos, desfibrilador y resincronizador) el marcapasos es el dispositivo original y es a él al que vamos a dedicar más espacio. Los otros dos son "especializaciones" del marcapasos para tratar otro tipo de problemas.

El marcapasos es un dispositivo anti bradicardia (**Figura 1**). Conviene recordarlo pues, en las futuras explicaciones, volveremos a este punto. Para realizar su tarea necesita que funcionen bien estos aspectos básicos:

- Saber qué pasa en el corazón, es decir *sensar* correctamente la actividad eléctrica cardiaca. El dispositivo tiene que poder VER qué pasa, desde el punto de vista eléctrico, en la cavidad en la que está. Esto, que parece sencillo, no lo es del todo, puesto que alrededor del corazón hay otros músculos que también producen potenciales de acción y pueden confundirle. El marcapasos no entiende de ondas P o de QRS del electrocardiograma de superficie; por el contrario, él entiende de potenciales de acción locales, es decir, señales eléctricas intracardiacas filtradas, que presentan una forma parecida a los QRS de los electrocardiogramas. Así que lo primero que hacemos al programar un marcapasos es definir un umbral eléctrico para que el marcapasos decida si ha habido actividad auricular o ventricular. Si el impulso que detecta el marcapasos supera el umbral establecido, considerará que ha habido un latido en esa cavidad. Si no lo supera, lo considerará como ruido eléctrico, que deberá ignorar y tomará la decisión que le hayamos programado que, en general, será estimular la cámara dónde esté alojado el cable a falta de un inequívoco latido espontáneo.

- *Estimular* una cavidad cardiaca con una pequeña descarga eléctrica en caso de que se haya detectado (=sensado) que no hay actividad eléctrica que supere el umbral que se le programó. Si la máquina asume que el paciente no late, al menos en esa cavidad, debe poder generar una descarga eléctrica para hacerle latir.

- Inhibirse y no emitir estímulo alguno si detecta que la cavidad o cavidades que está mirando, presentan despolarizaciones espontáneas a una frecuencia óptima. Es decir, si esa cavidad ya está latiendo de forma espontánea.

- Que el impulso o descarga eléctrica que ha generado el marcapasos sea trasmitido a través del cable del marcapasos adecuadamente y "capture" el tejido cardiaco donde esté apoyado el cable. Desde ahí se propagará este impulso eléctrico por toda la cavidad (aurícula o ventrículo) generando un latido efectivo.

Para llevar a cabo estas funciones, el marcapasos dispone de un generador de energía, generalmente alojado bajo la clavícula izquierda y que, habitualmente, se puede palpar desde fuera. Asimismo, requiere de unos cables (de uno a tres en función del tipo de dispositivo) que salen de dicho generador y, vía venosa, alcanzan la aurícula derecha, el ventrículo derecho o el seno coronario. Estos cables trasmiten las señales eléctricas del generador al corazón y viceversa.

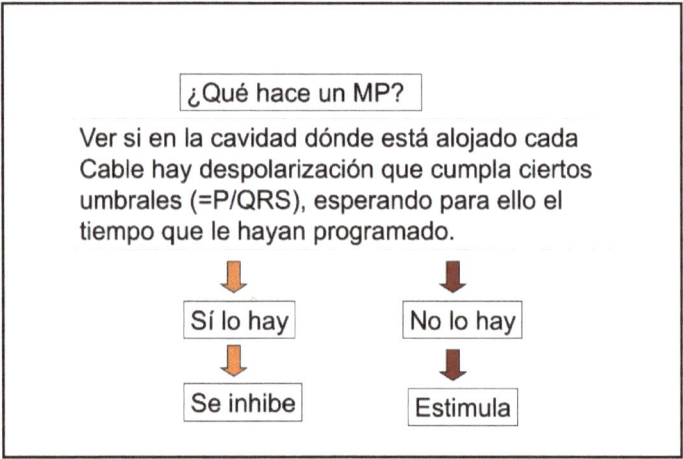

Figura 1. Funcionamiento básico de un marcapasos.

5. Tipos de marcapasos

Los marcapasos se pueden clasificar en función de muchas variables, pero lo más frecuente incluye el conocimiento de en qué cavidad está "anclado" el cable, pues sólo podrá estimular allí donde se aloje su punta y dónde es capaz de sensar, pues hay cables que son capaces de hacerlo en varios puntos (no sólo en la punta del cable).

Como regla nemotécnica os recuerdo que los marcapasos son nombrados como los atletas que compiten en el combinado nacional español. Cuando aparecen en televisión son reconocidos por las letras "ESP". Las letras que figuran en un marcapasos señalan:

- "E". La cavidad donde es capaz de Estimular. Puede ser en el ventrículo (V), en la aurícula (A), o en los dos (D).

- "S". La cavidad dónde es capaz de Sensar. Puede ser en el ventrículo (V), en la aurícula (A), en los dos (D) o en ninguna (0).

- "P". El tipo de Pacing (estimulación) que realiza en función de lo que sensa. Se puede inhibir (I), o se puede inhibir y estimular (D).

Por último, hay una cuarta letra que verá en los informes del implante de un marcapasos que es la "R". Ésta significa "respuesta en frecuencia", lo que se traduce en que el marcapasos es capaz de dar al paciente algún latido por minuto más que lo que tiene programado si detecta que lo necesita, por ejemplo si realiza ejercicio.

Según esta clasificación, los marcapasos y modos de estimulación más frecuentes en clínica son:

- **AAI.** Es capaz de estimular y sensar sólo en las aurículas. Está pensado para pacientes que tengan un problema a este nivel: disfunción sinusal. No podrá ayudar a pacientes con bloqueo aurículo-ventricular (BAV) completo.

- **VVI**. Es capaz de estimular y sensar sólo en los ventrículos. Pensado para pacientes que tengan un problema a nivel del nodo aurículo-ventricular y que no interese para nada la actividad auricular: BAV completo que además tengan una fibrilación auricular (FA) o bien en pacientes con fibrilación auricular lenta, aunque no tengan un BAVc. Las ondas f de la FA pueden salir a más de 400 latidos auriculares por minuto. No nos interesa para nada que el marcapasos lea esa actividad y mande a los ventrículos seguir cada estímulo auricular. VVI es la manera más sencilla de programar un marcapasos. El marcapasos, simplemente, es incapaz de leer la actividad auricular. Si el paciente pasase a ritmo sinusal, este marcapasos originará disociación auriculo-ventricular, pues no puede coordinarse con las aurículas.

- **VDD.** Aunque estimula sólo en el ventrículo, es capaz de sensar tanto en la aurícula como en el ventrículo. Sirve para tratar el BAVc de pacientes en ritmo sinusal, sin provocar disociación aurículo ventricular. Un problema relativamente frecuente es que como el sensor auricular no está "clavado" en la aurícula, sino simplemente un poco apoyado en ella, puede detectar menos latidos auriculares de los que realmente suceden (fallos de sensado auricular). Esto hace que sea muy importante, en estos marcapasos, ajustar adecuadamente el umbral de sensado auricular. Para evitar seguir a la aurícula si ésta se acelera patológicamente (por ejemplo por entrar en FA) se le programa un *cambio de modo*, por el cual el marcapasos espontáneamente pasará a modo VVI, si las aurículas laten a una frecuencia que sobrepasa un umbral de latidos por minuto que es programable.

- **DDD.** Es capaz de estimular y sensar en ambas cavidades. Luego trata cualquier tipo de bradicardia. También tiene cambio de modo a VVI si detecta una taquiarritmia auricular.

- **V00**. Es una programación ciega en el que el marcapasos sólo estimula el ventrículo a la frecuencia que le hayamos programado, independientemente de la actividad de sus aurículas o ventrículos. Es un recurso para pacientes con marcapasos que van al quirófano y cuyo dispositivo podría confundir el impulso de un bisturí eléctrico con la despolarización cardiaca, e inhibirse provocando una asistolia. Por eso "cegamos" al aparato.

Cuanto más complejo sea el marcapasos y de cuántos más cables disponga, más modos programables tendrá. Así, un marcapasos AAI sólo puede funcionar en modo AAI o A00. Sin embargo, un marcapasos DDD podrá funcionar al menos en DDD, AAI, VVI, VDD, A00 y V00, entre otros.

6. Problemas para programar un marcapasos

La programación de un marcapasos ha de tener en cuenta, al menos, las siguientes variables: si la bradicardia es permanente o paroxística, a qué frecuencia cardiaca queremos que esté el paciente, tratar de evitar la disociación aurículo-ventricular y por último, tratar de que el marcapasos, siempre que se pueda, se inhiba y sean los latidos propios del paciente los que tomen el mando.

- *Mantener la frecuencia cardiaca adecuada.* Si el paciente padece una bradiarritmia paroxística que sólo de vez en cuando le produce durante unos segundos una asistolia, la programación es fácil. Pondremos un nivel de corte bajo de frecuencia cardiaca de seguridad (por ejemplo 40 lpm) del que no dejaremos caer al paciente. Si está por encima de ese nivel el marcapasos se inhibe. Si baja, estimula. Pero esto se complica si el paciente, constantemente, tiene una bradicardia, por ejemplo un bloqueo AV completo. Ahora tenemos que elegir una frecuencia cardiaca apropiada para el paciente durante todo el día. Pero los pacientes, como todos los seres vivos que tienen corazón, durante una jornada habitual, suelen requerir diferentes frecuencias cardiacas. ¿A qué frecuencia cardiaca le programamos? ¿A la que tiene durmiendo, a menudo bradicardia, o a la que tiene corriendo detrás del autobús? ¿O a una intermedia?

- *Mantener la fisiología aurículo-ventricular.* Siempre que se pueda, nos interesa que no haya disociación aurículo-ventricular, pues cada latido disociado puede provocar que se pierda la contribución auricular al llenado cardiaco, lo que puede ocasionar que la aurícula lata contra unas válvulas aurículo ventriculares cerradas, provocando síntomas que van desde palpitaciones molestas hasta disminución del latido minuto.

- *Respetar la fisiología eléctrica y ahorro de batería.* Siempre que se pueda, querremos que los latidos sean propios del paciente y no estimulados por el marcapasos. ¿Por qué? Por varios motivos. El latido estimulado es de conducción intracardiaca más lenta y, además, viene habitualmente de abajo (el ápex del VD) a arriba, justo lo contrario del estímulo fisiológico y esto conlleva que sean de peor calidad. Además, a nadie se le oculta que cuanto más estimule el marcapasos, antes se agotará la pila, y habrá que hacer un nuevo recambio con las connotaciones médicas y económicas que esto conlleva.

¿Cómo solucionamos estos aspectos?

Siempre que podamomo trataremos de programar el marcapasos para que siga al nodo sinusal. En nuestro medio, la indicación más frecuente de implante de marcapasos es el BAV. Ello no implica que el nodo sinusal no funcione. Y el nodo sinusal es el "listo de la clase". Es el que sabe a qué frecuencia tiene que estar el paciente si está durmiendo, si tiene fiebre, etc. Así que la primera consigna que le damos a un marcapasos es que, si puede, siga al nodo sinusal. Para evitar la disociación aurículo-ventricular a los marcapasos que son capaces de leer en las dos cavidades -aurícula y ventrículo- (=secuenciales) les programamos el segmento PR fisiológico (en marcapasos este segmento se llama intervalo AV, pero es el mismo concepto que el PR) de unos 150-200 milisegundos y, si el ventrículo no tiene despolarización propia, el marcapasos estimulará. Si el paciente tiene disfunción sinusal en vez de BAV intentaremos que el marcapasos funcione mayoritariamente como un marcapasos AAI, buscando que no estimule en lo posible al ventrículo si no hace falta. Una manera de conseguir eso será programándolo en modo DDD con un intervalo AV largo (mayor que el PR que tuviera el paciente de base). Así conseguiremos que el marcapasos estimule la aurícula y que ese estímulo difunda por toda la aurícula, pase por el nodo AV que no está enfermo y se transmita por el ventrículo. El cable ventricular, al sensar la actividad propia ventricular se inhibirá. Estos latidos conducidos fisiológicamente son de mayor calidad hemodinámica y además ahorramos batería.

7. ¿Cómo funciona un marcapasos?

Este apartado es clave para luego entender su expresión electrocardiográfica. Vamos a ir complicando, poco a poco, según los modos de estimulación. Ya anticipo que, hoy en día, los algoritmos de los marcapasos permiten múltiples sutilezas en las que no vamos a entrar.

7.1. Marcapasos AAI

El marcapasos AAI funciona de un modo muy simple. Consta de un solo cable que se ancla en la aurícula derecha. Programamos a qué frecuencia queremos que haya actividad auricular. Para ello, el marcapasos convierte la frecuencia cardiaca objetivo en distancia medida en milisegundos entre dos estímulos auriculares.

Por ejemplo, si quiero que el paciente esté al menos a 60 latidos por minuto, esto significa que entre un latido auricular y el siguiente no puede pasar más de 1 segundo (=1000 ms).

Una vez que el marcapasos detecta una onda P del paciente (onda P propia o sensada) o haya tenido que estimular por ausencia de activación auricular (onda P del marcapasos o estimulada), el marcapasos pone en marcha un contador que mide el tiempo que tiene que haber entre dos estímulos auriculares (le llamaremos contador AA). Si antes de que se agote este tiempo se detecta un nuevo estímulo auricular, el marcapasos se inhibe (=no estimula la aurícula) y pone en marcha de nuevo el contador AA. Si se agota el tiempo programado y no hay despolarización auricular propia el marcapasos estimula y pone de nuevo el contador AA en marcha (**Figura 2**).

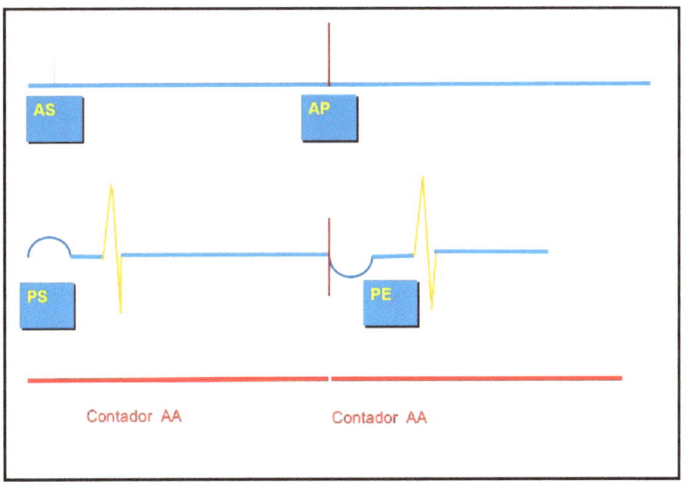

Figura 2. Funcionamiento del marcapasos AAI. En el ejemplo de la figura, en el primer latido hay una onda P del paciente (Onda P sensada= PS), el marcapasos se inhibe y pone en marcha el contador AA. Este contador se ha agotado en el segundo latido y no ha habido despolarización por lo que el marcapasos estimulará la aurícula (onda P estimulada=PE), poniendo de nuevo en marcha el contador auricular. En el canal de marcas en un aparato programador de marcapasos (fila superior) podremos leer AS (=atrial sensing) cuando haya onda P sensada y AP (=atrial pacing) cuando haya una onda P estimulada.

7.2. Marcapasos VVI

El marcapasos VVI funciona de un modo muy similar al anteriormente visto, sólo que en éste programamos la frecuencia a la que queremos que haya actividad ventricular. Consta de un solo cable anclado en el ápex del ventrículo derecho y de un solo sensor de actividad eléctrica formado por uno o dos polos eléctricos, situado en la punta del cable (**Figura 3**).

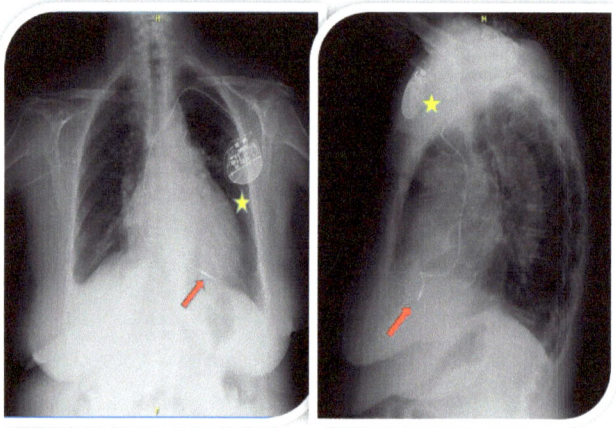

Figura 3. Radiografía postero-anterior y lateral de un marcapasos VVI. La flecha roja señala el sensor del cable anclado en el ápex del ventrículo derecho. La estrella amarilla señala la carcasa del generador.

Para ello el marcapasos traduce la frecuencia cardiaca calculada en latidos/minuto en distancia en milisegundos entre dos estímulos ventriculares. Por ejemplo, si quiero que el paciente esté al menos a 60 latidos por minuto, entre un latido ventricular y el siguiente no puede pasar más de 1 segundo (=1000 ms). Una vez que el marcapasos detecta un QRS del paciente (QRS propio o sensado) o haya tenido que estimular por ausencia de estímulo ventricular (QRS del marcapasos o estimulado) el marcapasos pone en marcha un contador que mide el tiempo que tiene que haber entre dos impulsos ventriculares (le llamaremos contador VV). Si antes de que se agote este tiempo se detecta un nuevo estímulo ventricular, el marcapasos se inhibe (=no estimula el ventrículo) y pone en marcha de nuevo el contador VV. Si se agota el tiempo programado y no hay despolarización ventricular propia el marcapasos estimula y pone de nuevo el contador VV en marcha (**Figura 4**).

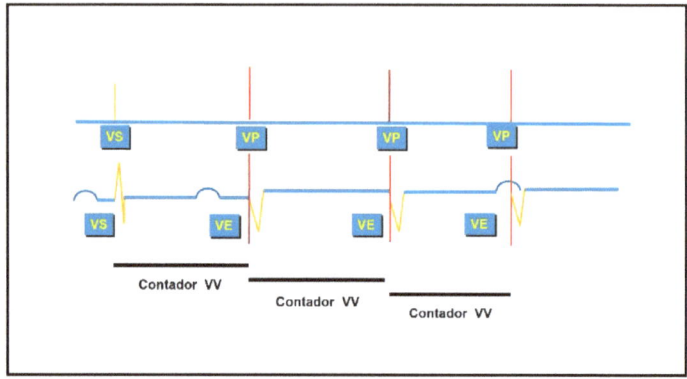

Figura 4. Funcionamiento del marcapasos VVI. En el ejemplo de la figura, en el primer latido hay una onda P del paciente que el marcapasos no sensa porque no es capaz de leer lo que pasa en la aurícula. Sí que detecta un QRS propio (ventrículo sensado=VS) por lo que el marcapasos se inhibe y pone en marcha el contador VV. Este contador se ha agotado en el segundo latido y no ha habido despolarización, por lo que el marcapasos estimulará el ventrículo (ventrículo estimulado=VE) poniendo de nuevo en marcha el contador VV. El último latido de la serie quiere representar que, si por azar, la onda P cae justo cuando se agota el contador VV, aurícula y ventrículo latirán a la vez, produciendo onda A a cañón y un latido en el que la contribución auricular al llenado auricular se perderá. En el canal de marcas, en un aparato programador de marcapasos (fila superior), podremos leer VS (=ventricular sensing) cuando haya QRS sensado y VP (=ventricular pacing) cuando haya una QRS estimulado.

7.3. Marcapasos VDD

El funcionamiento del marcapasos VDD se complica, pues añade al contador VV que vimos en el marcapasos VVI el contador que llamaremos AV. Este marcapasos consta de un solo cable que tiene dos zonas de sensado. Una en la punta del cable (sensado ventricular) y otra a lo largo del recorrido del cable, para sensar la actividad auricular (**Figura 5**).

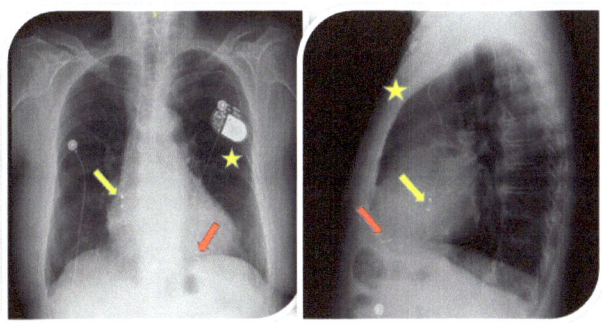

Figura 5. Radiografía postero-anterior y lateral de un marcapasos VDD. La flecha amarilla señala el sensor de la aurícula que está insertado en el mismo cable que luego se ancla a la punta del ventrículo (flecha roja).

El contador AV permite programar lo que el cable ventricular debe esperar desde que sensa una aurícula hasta que estimula al ventrículo. Es decir, lo que en un ECG de un corazón sin marcapasos llamaríamos segmento PR y que ahora, con los marcapasos, llamamos intervalo AV. Cuando el marcapasos sensa una onda P pone en marcha el contador AV. Si antes de que se agote el tiempo detecta actividad ventricular se inhibe y pone en marcha el contador VV. Si se agota y no hay latido ventricular, lo estimula y pone en marcha el contador VV. ¿Para qué sirve aquí el contador VV? Es una medida de seguridad frente a los fallos de sensado auricular y frente a que el paciente desarrollara una disfunción sinusal. En cualquiera de los dos casos, al no haber sensado auricular no podría poner el contador AV y, por lo tanto, no estimularía el ventrículo... y el paciente teniendo un marcapasos podría sufrir una bradicardia severa e, incluso, una asistolia. Por ello, si no hay despolarización ventricular, cuando se agote el contador VV, el marcapasos estimulará de nuevo al ventrículo y así se evitan las pausas (**Figura 6**).

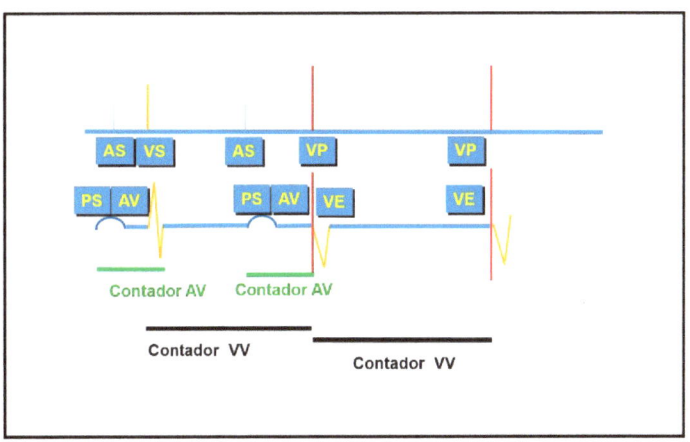

Figura 6. Marcapasos VDD. En la figura, en el primer latido ha habido una onda P que el marcapasos ha sensado (PS), ha puesto en marcha el contador AV y ha habido QRS propio (ventrículo sensado=VS) antes de que se agotara. El marcapasos se inhibe y pone en marcha el contador VV. En el siguiente latido, de nuevo, se ha sensado una onda P, y se pone en marcha el contador AV, que se agota sin haber despolarización ventricular, por lo que el marcapasos estimula (VE) y pone en marcha de nuevo el contador AV. En el tercer latido, no ha habido onda P, por lo que no se puede poner en marcha el contador AV, se ha agotado el tiempo que teníamos programado en el contador VV sin que haya habido despolarización ventricular por lo que el marcapasos estimula (VE). En el canal de marcas del programador (fila superior) tendremos AS y VS para el sensado auricular y ventricular, respectivamente, y VP para el QRS estimulado (ventricular pacing).

7.4. Marcapasos DDD

Por último el modo más complejo, pero a su vez el más extendido en la clínica, por lo que debemos entender su funcionamiento. En realidad es sencillo: consiste en añadir el contador AA a los que ya hemos visto del marcapasos VDD. Se trata de un marcapasos que tiene dos cables, uno que se coloca en la aurícula y otro en el ventrículo (**Figura 7**).

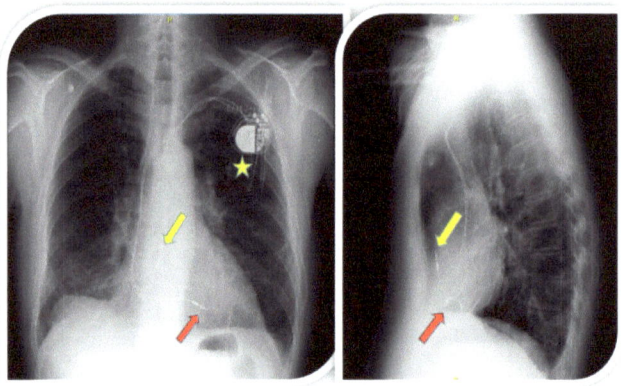

Figura 7. Radiografía tórax postero-anterior y lateral de un marcapasos bicameral. La estrella amarilla señala la carcasa del generador del marcapasos. La flecha amarilla la punta del cable auricular y la flecha roja la punta del cable ventricular.

Es capaz de sensar y estimular, tanto en la aurícula como en el ventrículo. Por lo tanto, puede tratar una disfunción sinusal y un BAV completo manteniendo la secuencia aurícula-ventrículo. Funciona como sigue: el marcapasos sensa una onda P o estimula por la ausencia de la despolarización auricular. En ese momento, pone en marcha dos contadores: el contador AV y el contador AA. Si hay despolarización ventricular antes de que se agote el tiempo programado en el contador AV se inhibe y pone en marcha el contador VV. Si no lo hay, estimulará el ventrículo y, de nuevo, pondrá en marcha el contador VV, terminando este ciclo. Si se agota el contador AA, que se puso en marcha al principio del primer ciclo sin que haya despolarización auricular, estimulará la aurícula y pondrá de nuevo en marcha los contadores AA y AV. Si hay un nuevo estímulo propio auricular se inhibirá y pondrá de nuevo en marcha ambos contadores iniciándose, así, un nuevo ciclo (**Figura 8**).

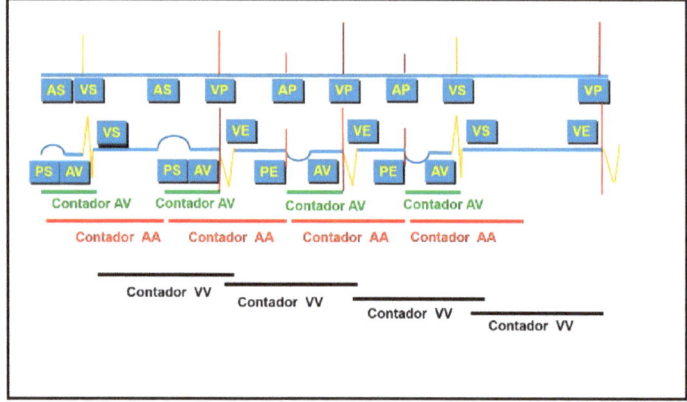

Figura 8. En el primer latido ha habido una onda P propia sensada (PS). Se inicia el contador AV y AA. Como ha habido una despolarización ventricular antes de que se agote el contador AV, el marcapasos se inhibe (VS) y pone en marcha el contador VV. El segundo latido se inicia con una onda P propia PS que aparece antes de que se agote el contador AA, por lo que se inhibe el marcapasos auricular (PS) y pone los contadores AA y AV en marcha. En esta ocasión, se agota el contador AV sin que haya habido despolarización ventricular por lo que estimula el ventrículo (VP), poniendo en marcha el contador VV. El tercer ciclo comienza cuando se agota el contador AA. El marcapasos estimula la aurícula (PE) y pone en marcha el contador AV y el AA. Se agota el contador AV sin despolarización ventricular, se estimula el ventrículo (VE) y se pone, de nuevo, en marcha el contador VV. El cuarto ciclo comienza cuando se agota el contador AA y, al no haber estímulo auricular, estimula la aurícula (PE). Pone en marcha los contadores AV y AA. Hay un estímulo ventricular propio antes de que se agote el contador AV por lo que se inhibe (VS) y pone en marcha el contador VV. El último ciclo debería de haber comenzado con una onda P estimulada cuando se agotó el contador AA. Sin embargo, por un fallo del marcapasos no existe. Se produce una pausa que no pasa a mayores, porque cuando se agota el contador VV sin haber despolarización ventricular, el marcapasos estimula en el ventrículo, evitando la asistolia. En el canal de marcas (fila superior) tendremos AS y VS (atrial y ventricular sensing) cuando el marcapasos sensa actividad propia en sendas cámaras y, AP y VP (atrial y ventricular pacing) cuando tenga que estimular en cada cámara.

8. El Electrocardiograma del marcapasos

8.1. Generalidades

Antes de ver electrocardiogramas (ECG) del marcapasos recordaremos una serie de generalidades.

El cable del marcapasos auricular, generalmente, se fija en la orejuela derecha, que es una estructura que se encuentra en la base de la aurícula. Luego, las ondas P estimuladas no tendrán la morfología sinusal, que es un estímulo que viene de arriba (nodo sinusal) hacia abajo. De igual manera, el cable ventricular se suele localizar en el ápex del ventrículo derecho (VD). Cuando estimula, lo primero que se despolariza es el VD y luego el VI, que es lo mismo que sucede cuando hay un bloqueo de rama izquierda. Así que, un QRS de un latido estimulado tiene que ser negativo en V1 (como el BRI). Además, si se produce en el ápex, dado que de ahí el frente eléctrico ventricular tiene que difundir hacia arriba a ambos ventrículos, el QRS estimulado será negativo en las derivaciones de la cara inferior que ven alejarse dicho frente (DII, DIII y aVF).

El QRS de un latido estimulado es ancho (>120 ms) porque no se despolarizan los dos ventrículos a la vez como cuando se despolarizan ambos ventrículos por el tejido de conducción. Primero, se despolariza el ventrículo donde está alojado el cable (habitualmente el VD) y luego el otro.

En qué otras cosas nos tenemos que fijar en el ECG de un marcapasos:

- Que las espigas estén delante de los QRS. Inmediatamente delante de los QRS. Si están en mitad del QRS u onda T, significa que el marcapasos no ha detectado bien que había un QRS y no se ha inhibido. Eso suele ocurrir por un fallo de sensado. Sin embargo, en ocasiones la espiga aparece muy poco después del inicio del QRS, y el QRS se parece mucho al QRS basal del paciente. Esto es fisiológico. Llamamos a esa imagen *pseudofusión*.

- Que detrás de una espiga "ventricular" haya un QRS. Si no la hay será muy probable que sea por un fallo de captura.
- Según la programación que tenga un marcapasos no es necesario que siempre veamos espigas en el ECG de un paciente que lo porta. Es preocupante no ver espigas de marcapasos en un paciente que tenga una bradicardia por debajo de 40 lpm.

- En caso de haber ondas P y espigas ventriculares del marcapasos, sabremos que el marcapasos es secuencial (VDD o DDD) si el período AV (=PR) es siempre igual. En caso de que sepamos que el marcapasos sea secuencial y, sin embargo, los períodos AV sean distintos puede significar un fallo de sensado auricular.

- En ocasiones, el contador AV o el VV se agotan sin detectar latido ventricular, luego el marcapasos hace lo que tiene que hacer, estimula el ventrículo desde el ápex del VD. Pero, al mismo tiempo, estaba llegando un estímulo propio del paciente por el camino normal, luego se forma un QRS que es mitad morfología habitual espontánea y mitad morfología estimulada. Eso es una fusión. No es ninguna urgencia. Simplemente, es recomendable alargar un poco esos contadores para evitar que el marcapasos compita con el ritmo propio.

- A menudo el ECG de un marcapasos es definido en los informes como "ritmo de marcapasos". Esto evita que uno se fije en si existe ritmo sinusal, pasando desapercibido nuevos diagnósticos de arritmias supraventriculares, como por ejemplo la fibrilación auricular, dejando de ser tratados con la anticoagulación pertinente. Por este motivo, como en cualquier otro paciente, en un paciente con marcapasos hay que describir cuál es el ritmo de base (al menos si es sinusal o no) y, posteriormente, lo que se ve en el ventrículo.

- El tamaño de las espigas. En un ECG de un paciente que porta un marcapasos pueden observarse espigas grandes (estimulación programada en tipo monopolar) y otras muy pequeñitas, a veces incluso difíciles de ver (estimulación en modo bipolar). No hay diferencia en la intensidad de la salida del estímulo en función de que sea uno u otro tipo. Sólo cambia que el marcapasos use los dos anillos (polos) eléctricos de estimulación que tiene el electrodo en la cavidad a tratar (bipolar) o que sólo use el más próximo a la punta del electrodo (monopolar). La diferencia clínica es, prácticamente, nula. Es un tema de programación de su centro de marcapasos (**Figura 9** y **Tabla 1)**

Hallazgo	Significado
Que haya P o QRS inmediatamente después de cada espiga y no espigas "sueltas"	Si no los hay: fallos de captura en esa cavidad
Que las espigas están justo delante de cada QRS	Si están en mitad de los QRS u onda T: fallos de sensado
Que los QRS estimulados sean negativos en las derivaciones de cara inferior	Si son positivos puede significar que el cable se ha soltado o bien se colocó inicialmente en el tracto de salida del VD
Si hay ondas P sinusales y QRS estimulados por marcapasos nos fijaremos en si el período AV (=PR) es siempre el mismo	Si es así, el marcapasos es secuencial (VDD o DDD)
Que tras una espiga, el QRS sea estrecho o muy parecido al QRS sin estimular	Eso es una fusión o pseudofusión. No es una urgencia, pero se puede reprogramar para optimizar batería
El ritmo de base del paciente para evitar dejar de diagnosticar taquiarritmias supraventriculares	

Tabla 1. En qué hay que fijarse en el ECG de un paciente que tiene un marcapasos.

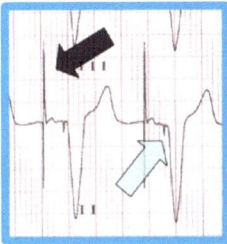

Figura 9. La flecha negra señala una espiga de marcapasos grande (monopolar). La flecha azul señala una espiga de marcapasos pequeña (bipolar). No existe diferencias entre la cantidad de energía que emite el dispositivo entre ambas modalidades. Se trata de una disquisición muy técnica, sin apenas trascendencia en la práctica clínica habitual.

8.2. Marcapasos con estimulación AAI

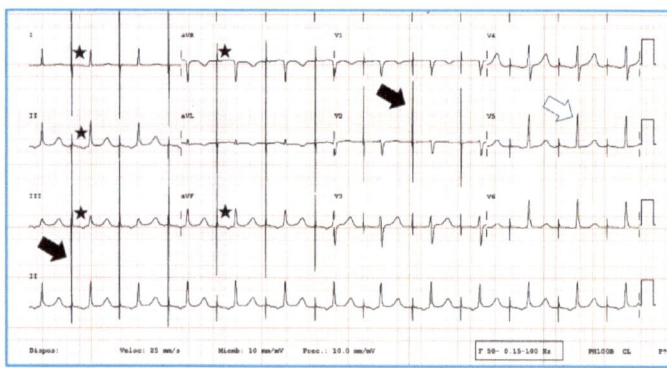

Figura 10. ECG de un marcapasos con estimulación AAI. Las flechas negras muestran las espigas auriculares, en modo estimulación monopolar. Los QRS son estrechos y sin morfología de ser estimulados (no son negativos en la cara inferior y la duración es menor de 120 ms (estrellas negras), porque son QRS conducidos de manera natural (flecha blanca). La morfología de la onda P estimulada es diferente a lo que sería si fuera sinusal: no es onda P positiva en DI, DII, aVF. Este ECG se leería: ritmo de estimulación auricular por marcapasos, con conducción propia ventricular.

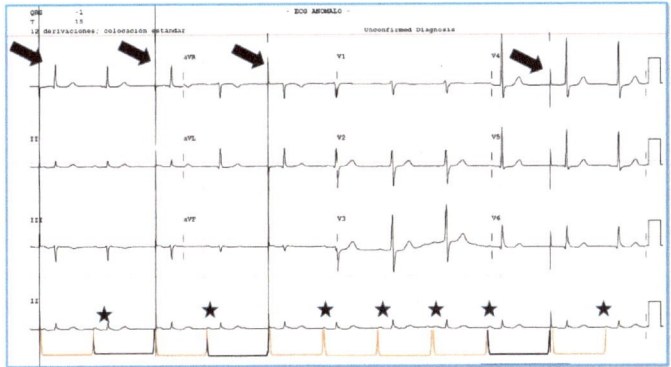

Figura 11. Marcapasos que alterna Ritmo sinusal con estimulación auricular. Se observan 4 latidos con estimulación auricular (señalados por la flecha negra) y 7 con ritmo sinusal normal (estrellas). Obsérvese que el período entre dos aurículas, justo antes de que la onda P sea estimulada por el marcapasos, es más largo (corchete negro) que el período entre dos aurículas con ritmo sinusal propio. Esto traduce que el contador AA se agotó, no llegó la despolarización auricular y el marcapasos tuvo que estimular. Sin embargo, cuando el período entre dos ondas auriculares se acorta, no se agota el tiempo programado en el contador AA y el marcapasos se inhibe al detectar la actividad auricular (corchete naranja).

8.3. Marcapasos con estimulación VVI

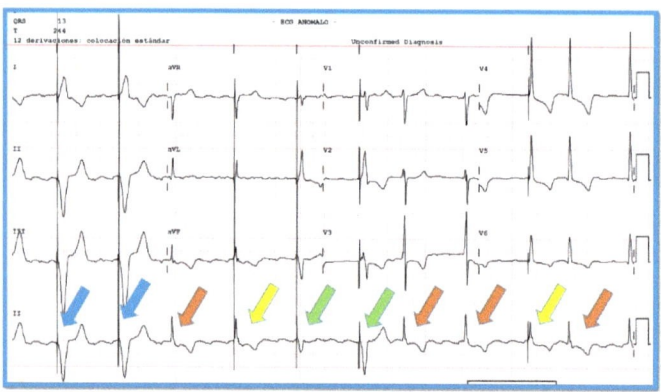

Figura 12. Paciente con una fibrilación auricular de base. En él podemos ver unos QRS estimulados por un marcapasos VVI (flechas azules) con la morfología típica (QRS ancho y negativo en cara inferior). Vemos otros QRS propios (flechas naranjas) que se han adelantado a la anterior cadencia, y en los que, por lo tanto, no se había llegado a agotar el contador VV, por lo que el marcapasos se inhibió adecuadamente. Son estrechos, sin espiga antes y de morfología totalmente distinta a los estimulados. Hay otros QRS estimulados con espigas (flechas amarillas) pero con un QRS muy similar al QRS propio. Son pseudofusiones en los que casi todo el ventrículo se despolarizó por vía normal, pero para cuando ese impulso eléctrico espontáneo llegó a la zona donde está colocado el cable del VD, el contador VV ya se había acabado y se estimuló innecesariamente. Sin embargo, hay otros latidos estimulados (con espigas antes, flechas verdes) con un QRS que está a mitad de camino, no es tan profundo como los estimulados, ni tan estrechos como los propios. Son verdaderas fusiones en los ventrículos que se han despolarizado por las dos vías (por el cable y por el tejido de conducción normal) (flechas verdes).

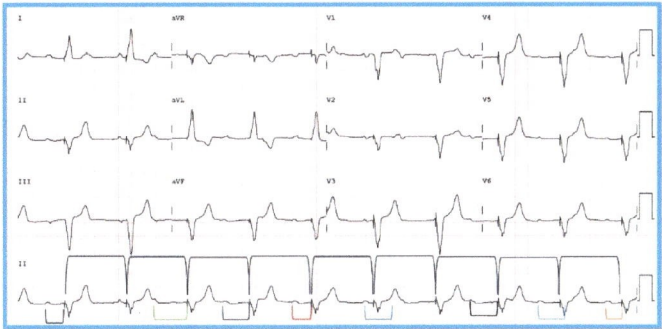

Figura 13. El ECG en ritmo sinusal pero con estimulación ventricular mediada por un marcapasos no secuencial. El marcapasos muestra estimulación constante de los ventrículos, siempre a la misma distancia unas espigas de otras (corchetes grandes superiores), disociados de la actividad auricular (corchetes pequeños de colores). Podemos confirmar la disociación auriculo ventricular porque los períodos AV (=segmento PR) son distintos en cada latido. Esto puede ocurrir cuando un paciente, que está en ritmo sinusal, recibe un marcapasos con estimulación VVI, o bien, cuando un marcapasos secuencial (VDD o DDD) tiene fallos de sensado auricular.

8.4. Marcapasos VDD

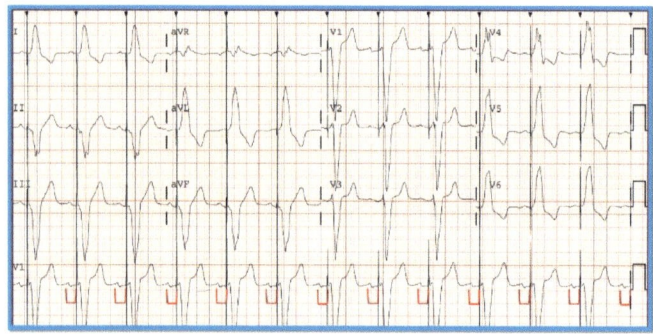

Figura 14. El ECG muestra ritmo sinusal, con estimulación ventricular mediada por marcapasos secuencial. Es decir, este marcapasos es capaz de leer lo que ocurre en la aurícula, esperar el tiempo que hemos programado en su contador AV (equivalente al PR) y, si no hay QRS propio, estimular. Sabemos que está leyendo bien la actividad auricular, porque el período AV (=segmento PR) es igual en todos los latidos (corchetes rojos). Además, comprobamos que los QRS estimulados son anchos, negativos en cara inferior y en V1, que las espigas están antes de los QRS, pero inmediatamente pegados a ellas y que no hay espigas sin QRS detrás. En resumen, un marcapasos secuencial (VDD o DDD) sin signos de disfunción en el ECG.

8.5. Marcapasos con estimulación DDD

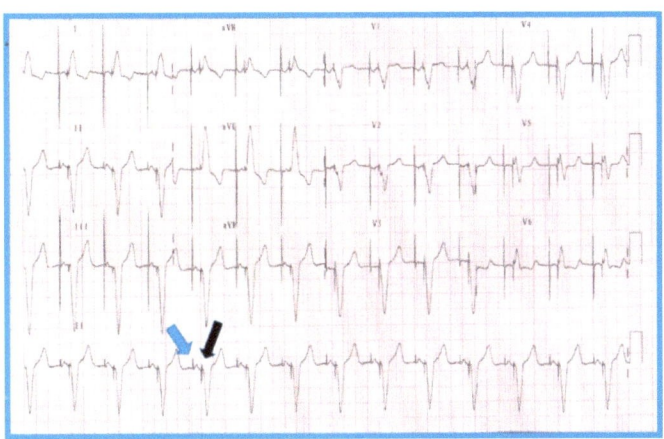

Figura 15. El electrocardiograma muestra ritmo auricular estimulado por un marcapasos (flecha azul) con estimulación ventricular mediada por marcapasos secuencial (flecha negra).

8.6. Distintos modos de estimulación en un mismo paciente

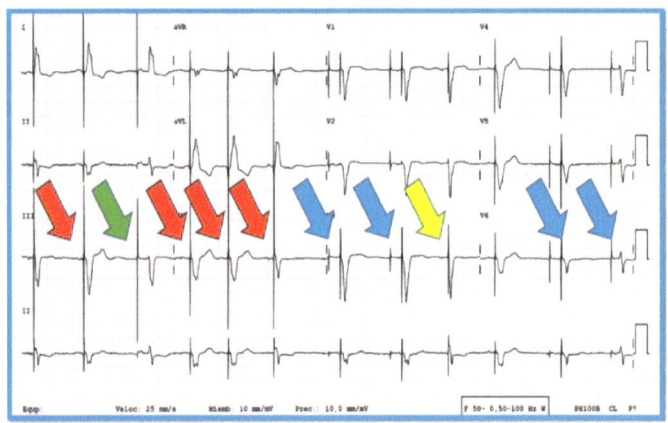

Figura 16. En los pacientes con marcapasos DDD a menudo se ven distintos "modos de estimulación" en función de la actividad eléctrica detectada. En este caso, observamos un ritmo que alterna entre sinusal y estimulación auricular por marcapasos, en ocasiones con conducción ventricular propia y, en otras, con estimulación ventricular mediado por marcapasos. Además, existe una fusión entre un latido propio y uno estimulado por marcapasos. La flecha roja muestra ritmo sinusal y estimulación ventricular por marcapasos (VDD), la verde estimulación auricular con conducción ventricular propia (AAI), la azul estimulación auricular y ventricular (DDD) y la amarilla una estimulación ventricular que ha producido un latido de fusión ventricular.

8.7. ECGs que muestran fallos de un marcapasos

8.7.1. Marcapasos con fallo de sensado auricular

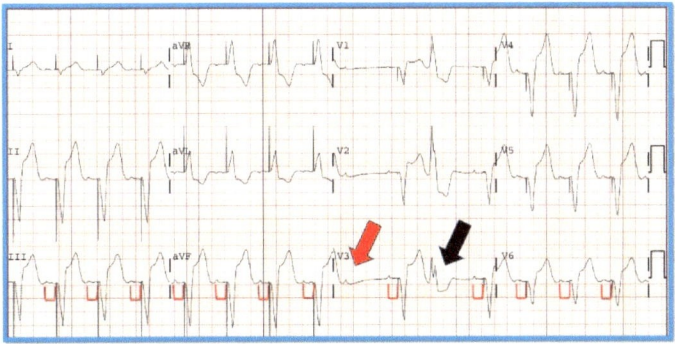

Figura 17. El ECG muestra un ritmo sinusal, con estimulación ventricular mediado por un marcapasos secuencial (VDD o DDD). Esto lo sabemos porque el período AV (=segmento PR) es exactamente igual en todos los latidos (corchetes rojos). Una de las ondas P no se sigue de espiga ventricular, incluso cuando se ha agotado el contador AV (flecha roja). Esto es un fallo de sensado auricular. Antes de que se agote el contador VV de seguridad vuelve a haber una onda P que, ahora, sí es leída y estimulada con el mismo período AV que las próximas. Estos defectos de sensado auricular son frecuentes y no graves en los marcapasos VDD. La flecha negra muestra una extrasístole ventricular.

8.7.2. Marcapasos con fallo de sensado ventricular

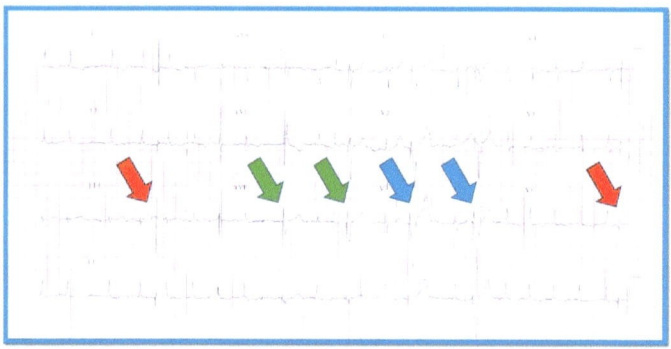

Figura 18. Paciente con fibrilación auricular de base con conducción ventricular propia en la mayoría de latidos, con algún estimulado normal (flecha azul), alguna fusión (flecha verde). Las flechas rojas marcan dos espigas alrededor de ondas T. El marcapasos no ha detectado ahí correctamente la actividad ventricular propia previa y no se ha inhibido. No presenta un fallo de captura adicional al de sensado, aunque no haya QRS tras esas dos espigas, porque se ha estimulado el ventrículo durante su período refractario (onda T) y es imposible que se transmita.

8.7.3. Marcapasos con fallo de captura ventricular

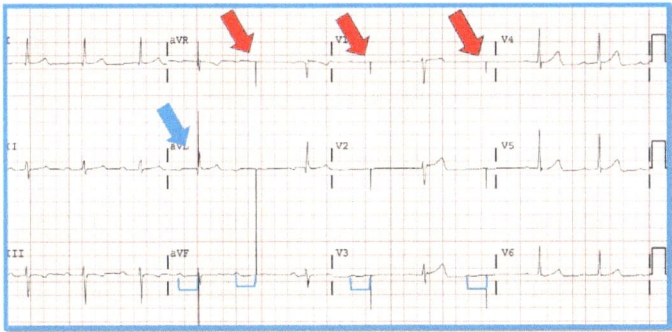

Figura 19. Marcapasos secuencial con fallos de captura ventricular. Primero, se registran 3 latidos con onda P sinusal y con un intervalo PR largo pero constante, con QRS estrecho (QRS propio) detrás. En el cuarto latido el PR se alarga lo suficiente como para agotar el contador AV, por lo que se produce una espiga. Sin embargo, vemos un QRS estrecho, no negativo en cara inferior, que podría ser considerado una pseudofusión (en realidad es su propio QRS. Flecha azul). El 5º latido de nuevo muestra una onda P similar a la anterior con un PR igual (corchete azul), una espiga (flecha roja) pero con ausencia de QRS. Esto es un fallo de captura que se vuelve a repetir otras dos veces en el trazado (flechas rojas). Los corchetes azules muestran un período AV fijo, por lo que podemos asegurar que el marcapasos es secuencial, pero que no captura ninguna vez el ventrículo. Esto es una disfunción grave del dispositivo.

8.7.4. Flúter seguido por un marcapasos

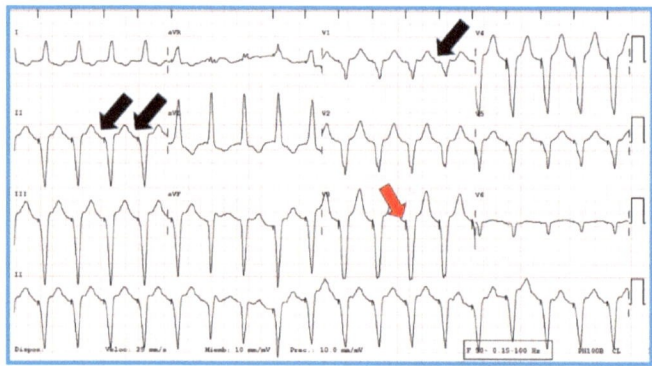

Figura 20. El electrocardiograma muestra unos QRS estimulados por un marcapasos (flecha roja). Llama la atención que el marcapsos esté estimulando a una frecuencia alta (más de 100 lpm). En la parte final de la onda S se aprecian unas muescas que son sugerentes de ser actividad auricular que está siguiendo el marcapasos secuencial (flechas negras). El diagnóstico diferencial es: taquicardia sinusal apropiada que está siendo seguida por un marcapasos secuencial vs. taquiarritmia auricular que está siendo seguida por un marcapasos secuencial. Si disponemos de un aparato programador de marcapasos, una manera fácil de hacer este diagnóstico, es programar el marcapasos en VVI (modo de estimulación en el que el marcapasos deja de leer la actividad auricular) y así veremos cuánta actividad auricular hay y si es sinusal o no. Otra manera sería medidas terapéuticas para hacer terminar la taquicardia, dando por supuesto que fuera taquiarritmia (cardioversión farmacológica o eléctrica). Al saltar a ritmo sinusal veremos un nuevo cambio de frecuencia cardiaca abrupta. Cualquier medida farmacológica encaminada a enlentecer la frecuencia cardiaca vía freno del nodo AV (adenosina, betabloqueante, digoxina, antagonistas del calcio) no tendrá éxito, pues el marcapasos "bypaseará" cualquier tipo de bloqueo AV (para eso se implanta, para saltar un bloqueo AV).

8.7.5. Marcapasos recién implantado que ha traspasado el septo y ha provocado un derrame severo

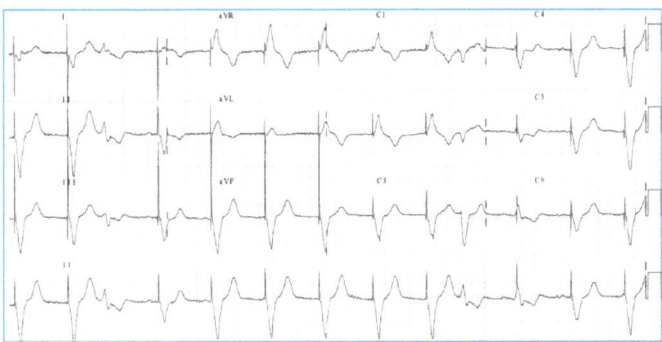

Figura 21. Marcapasos recién implantado. Se aprecia tras la espiga del marcapasos un QRS que es positivo en C1, porque está estimulando, directamente, la rama izquierda (al revés de como debería ocurrir). Cuando esto ocurre se debe realizar un ecocardiograma pre alta para descartar la existencia de derrame pericárdico, aunque por fortuna, no siempre que veamos un QRS positivo en V1 significa que tengamos ese problema.

El Electrocardiograma del Marcapasos para Dummies. ¿Es posible entenderlo?

9. Otros dispositivos cardiacos

9.1. Desfibrilador

9.1.1. Generalidades

El desfibrilador clásico (endocavitario) es un aparato implantable que consta de una carcasa, que incluye la batería y al menos un cable con dos bobinas. El desfibrilador endocavitario puede hacer todo lo que hace un marcapasos. Además, es capaz de tratar taquicardias mediante pequeñas rachas de estimulación ventricular rápida (denominadas Anti tachycardia pacing - ATP-) o bien, generando en pocos segundos, una gran diferencia de potencial para aplicar electroshocks (**Figura 22**).

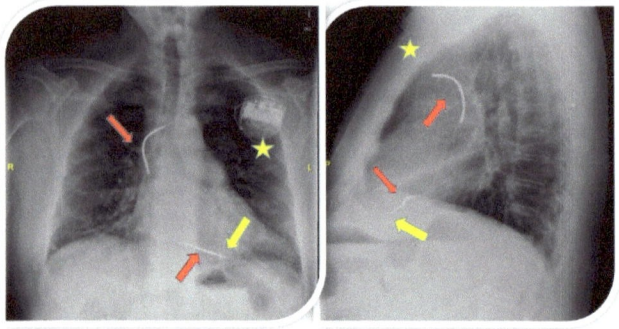

Figura 22. Radiografía postero-anterior y lateral de un paciente que porta un desfibrilador endocavitario monocameral. Las flechas rojas señalan las bobinas del desfibrilador. La flecha amarilla indica la punta del cable ventricular. La estrella amarilla muestra la carcasa.

En la actualidad hay un modelo de desfibrilador implantable subcutáneo que no lleva cables intravenosos, sólo uno largo subcutáneo (**Figura 23**).

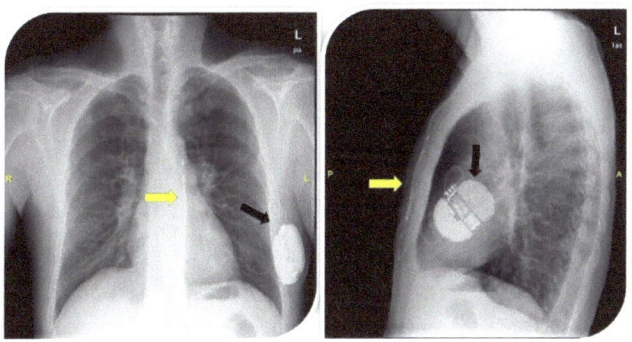

Figura 23. Radiografía postero-anterior y lateral de un desfibrilador subcutáneo. Las flechas amarillas señalan la bobina. En la radiografía lateral observamos que el cable es subcutáneo y no entra en la cavidad torácica. De igual manera, en la radiografía postero-anterior, podemos observar la localización, también subcutánea y lateral, de la carcasa de la batería (flechas negras).

9.1.2. Funciones

Un desfibrilador endocavitario puede realizar las funciones de terapia antibradicardia y antitaquicardia. El desfibrilador subcutáneo sólo las antitaquicardia.

9.1.2.1. Antibradicardia

Todo lo explicado anteriormente para el marcapasos vale para la función antibradicardia de un desfibrilador endocavitario. De hecho, éste no es más que un marcapasos que, además, tiene la capacidad de tratar taquiarritmias. Así, existirán desfibriladores monocamerales (con un solo cable en el ventrículo izquierdo) que pueden estimular el ventrículo en forma VVI y bicamerales (con cables auricular y ventricular), que pueden estimular el ventrículo y la aurícula en forma DDD. El modo de funcionamiento y su expresión electrocardiográfica es exactamente igual que los marcapasos anteriormente explicados.

9.1.2.2. Antitaquicardia

La originalidad de estos aparatos es que son capaces de detectar taquicardias y tratarlas con un alto porcentaje de éxito (aun así no es infalible). Para su buen funcionamiento el desfibrilador necesita:

- Sensar bien la frecuencia cardiaca del paciente, para determinar que, efectivamente, está en taquicardia. Esto precisará una programación especial, que cada vez es más compleja. En general, podemos decir que el aparato no entiende de QRS anchos o estrechos. Entiende de frecuencias cardiacas, de ritmicidad, de cambio de la morfología de los QRS entre la taquicardia y los basales, del inicio súbito o paulatino de la taquicardia, etc. Con estos parámetros programaremos al aparato para que considere una taquicardia ventricular/fibrilación ventricular a aquella que tenga una frecuencia cardiaca mayor que la que le programemos como límite máximo de la normalidad. Asimismo, podríamos exigir, en el caso de las sospechas de taquicardia ventricular, que se haya iniciado súbitamente y/o que los latidos sean rítmicos entre sí. Aun así no son raras las descargas inapropiadas por detectar actividad que no es realmente una taquicardia ventricular. Y esto va desde otras arritmias supraventriculares, a ruido eléctrico, etc.

- Tratar la taquicardia. A su vez existen dos maneras de tratar la taquicardia:

  o "Anti tachycardia pacing" (ATP). Esta es una manera elegante de tratar una taquicardia sin dar una descarga. Sólo es posible con los desfibriladores endocavitarios. Se trata de estimular con la función marcapasos el ventrículo a una frecuencia cardiaca mayor que la propia taquicardia durante unos pocos segundos y cesar el estímulo de manera súbita. De esa manera, intentamos "romper" la taquicardia ventricular y que el corazón vuelva a despolarizarse por la vía normal. Existen varias formas de programar una ATP. Las más frecuentes son:

    ▪ Ráfaga. La distancia entre los impulsos del marcapasos son siempre iguales.

    ▪ Rampa. La distancia entre los impulsos es decreciente, lo

que significa que de un latido a otro la frecuencia cardiaca de los impulsos se va acelerando (**Figura 24**).

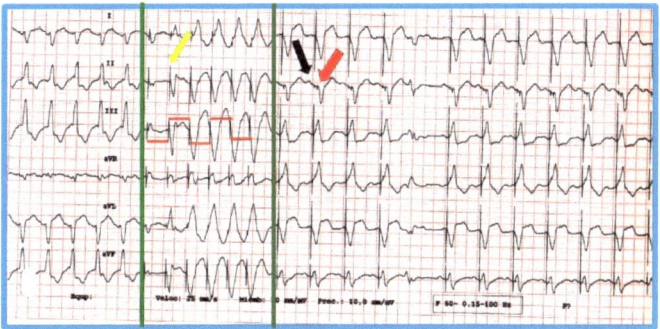

Figura 24. Se ha dividido el ECG en tres partes (delimitado por las líneas verdes) para su mejor comprensión. Desde el inicio hasta la primera línea verde, el ECG muestra una taquicardia regular de QRS ancho: una taquicardia ventricular. Entre las dos líneas verdes, de repente, aparecen unas espigas de marcapasos, que consiguen despolarizar el ventrículo. Es decir, ahora no manda la TV, el desfibrilador ha conseguido capturar los ventrículos al estimular más rápido que lo que lo hacía la propia TV. Esto se llama ATP (Anti taquicardia Pacing). Con segmentos rojos (que son iguales) se resalta que el espacio entre espigas se va acortando, es decir, cada latido lo estimulamos un poquito más rápido. Se trata, por tanto, de una "rampa". Y tras 6 latidos estimulados, el desfibrilador deja de estimular. Tras la segunda línea verde, se aprecia que ahora el ECG ha vuelto a cambiar. Ahora presenta un ritmo sinusal (flecha negra) y estimulación ventricular mediada por resincronizador (dos espigas, flecha roja) que están siguiendo a la onda p y que está a 90 lpm... ¡¡¡Se ha resuelto la taquicardia ventricular sin administrar un choque eléctrico!!!

○ Descarga eléctrica. Cuando los ATP han sido inefectivos o la taquicardia es tan rápida que no queremos gastar tiempo probando con los ATP, este dispositivo es capaz de cargar el condensador y producir una descarga eléctrica interna para tratar las taquicardias. La idea es similar a la desfibrilación que realiza un médico de manera externa: atravesar el corazón con una corriente eléctrica para "resetear" el ventrículo y que el nuevo impulso surja por la fuente normal. Al ser una descarga interna necesita menos intensidad (20-30 J por los 150-200 J de una desfibrilación externa con un aparato bifásico). Esta función también se puede realizar con los desfibriladores de nueva generación subcutáneos, aunque éstos precisan más energía.

9.2. Resincronizador

9.2.1. Generalidades

El resincronizador no es más que un marcapasos que trata de sincronizar la actividad auricular con la ventricular (si el paciente no está en fibrilación auricular), y el ventrículo derecho con el ventrículo izquierdo. Además, se le puede añadir la función desfibrilador, porque a menudo los pacientes que tienen indicación de terapia resincronizadora también lo tienen de desfibrilador. El concepto fisiológico de este aparato es la constatación de que muchos de los pacientes con disfunción ventricular izquierda no sólo tienen poca masa muscular útil, sino que al no latir a la vez, al estar asíncrono, no resulta todo lo efectivo que debiera. Esto ocurre, especialmente, en los pacientes con bloqueo de rama izquierda.

Este aparato consta de un cable auricular (si el paciente no está en fibrilación auricular), un cable alojado en el ventrículo derecho (igual que en los marcapasos) y uno en el ventrículo izquierdo que se introduce, generalmente endocavitario, vía venosa a través del seno coronario. Esta es la gran vena que recoge la sangre que proviene de las coronarias y que desemboca en la aurícula derecha. Entrando por ella, se avanza el electrodo hasta situarse en alguna rama venosa que vaya por encima del ventrículo izquierdo (**Figura 25**).

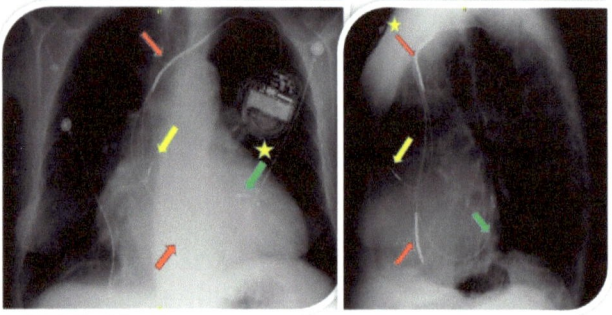

Figura 25. Radiografía postero-anterior de un resincronizador tricameral que además es un desfibrilador. Las flechas rojas señalan las bobinas de desfibrilador que están alojadas en el cable que va al ventrículo derecho. La flecha verde señala el cable alojado en el ventrículo izquierdo. La flecha amarilla señala el cable situado en la aurícula derecha. La estrella amarilla indica la localización de la carcasa del desfibrilador.

9.2.2. El Electrocardiograma del resincronizador

La estimulación del resincronizador cumple todo lo aprendido para los marcapasos convencionales excepto:

- El éxito del tratamiento depende de que el resincronizador estimule constantemente y no haya latidos propios. Así que, a diferencia de un marcapasos normal, programaremos este dispositivo para que estimule siempre. Un aparato resincronizador lo programaremos con un período AV muy corto, para que una vez detectada la actividad auricular no le dé tiempo al estímulo a conducir por vía normal y salte siempre el estímulo ventricular. En caso de que el paciente esté en fibrilación auricular lenta, deberemos programar el resincronizador a una frecuencia superior. En caso de que el paciente presente una fibrilación auricular a una frecuencia normal o rápida, primero, habrá que controlar ésta, mediante bloqueo aurículo-ventricular químico (fármacos bloqueadores del nodo AV) o mecánico (ablación con catéter del nodo AV).

- Como el dispositivo resincronizador tiene un cable en el ventrículo izquierdo, y éste tiene más masa que el derecho, el QRS estimulado por un resincronizador no será negativo en V1 como en los marcapasos, sino positivo, señalando que el mayor impulso viene del ventrículo izquierdo. A diferencia de los marcapasos, en los que muchas veces se coloca el cable en el ápex el ventrículo derecho y por tanto los QRS son siempre similares en los diferentes pacientes, el cable izquierdo se coloca según la anatomía venosa, que es muy inconstante en los pacientes, por lo que veremos QRS que abarcan un gran espectro entre sólo positivos (gran onda R) o isodifásicos (QRS tipo Rs ó RS).

- Como el cable del ventrículo izquierdo entra por el seno coronario y las ramas distales del seno coronario pueden estar en la parte más superior del ventrículo izquierdo, el QRS estimulado no tiene porqué ser negativo en las derivaciones de cara inferior. Dependerá de hasta dónde se haya podido descender el cable por el territorio venoso. En este caso, también nos podremos encontrar QRS con cualquier morfología. En resumen, la morfología del QRS del resincronizador es impredecible.

- El estímulo del resincronizador produce dos "espigas" independientes ventriculares, una para cada ventrículo, que habitualmente no son simultáneas, sino con una pequeña diferencia. Si nos fijamos con mucha atención podremos ver dos espigas antes de cada QRS (**Figura 26** y **Tabla 2**).

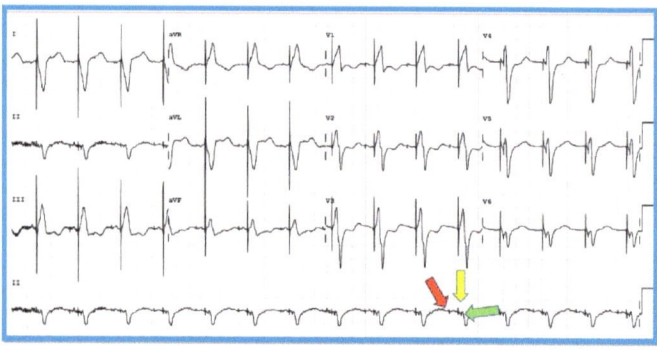

Figura 26. Se muestra un ECG de un paciente portador de un resincronizador. Se aprecia la estimulación auricular (flecha roja), un período AV pequeño y dos espigas ventriculares (flechas amarilla y verde). El QRS es positivo en V1, que es propio de los resincronizadores, y variable en la cara inferior.

Marcapasos	Resincronizador
QRS negativo en DII, DIII, aVF	QRS de morfología variable en DII, DIII, aVF
QRS negativo en VI	QRS positivo en V1
Una espiga delante del QRS	Dos espigas delante del QRS (no visibles en todas las derivaciones)

Tabla 2. Diferencias entre el ECG del marcapasos y el resincronizador.

10. Preguntas frecuentes sobre marcapasos

- **¿Es importante el ritmo en un paciente con marcapasos?**

  Sí. Rotundamente sí. Todos los años se van de las urgencias, de todos los hospitales, pacientes que acuden por su primer episodio de fibrilación auricular y pasa desapercibido porque al estar con un marcapasos se pierde una de las principales características de esta arritmia: la arritmicidad de los ventrículos. Si uno se limita a describir el ECG como "ritmo de marcapasos" no se obligará a observar la ausencia de la actividad auricular y quedará sin diagnosticar con el riesgo para la salud que esto comporta. Por este motivo, deberíamos huir de escribir "ritmo de marcapasos" en nuestros informes.

81

- **¿Siempre que el marcapasos tiene dos cables tiene que tener dos espigas? ¿Si tiene un solo cable siempre tiene una espiga?**

  No. Como se ha explicado, esto depende del tipo de arritmia y de la programación. Tratamos de evitar, en la medida de lo posible, la estimulación, por lo que un marcapasos con dos cables puede presentar una, dos o ninguna espiga, en función de la actividad sensada y de la programación (**Figura 8**).

- **Si tratamos de evitar la estimulación, ¿siempre que vea un marcapasos a una frecuencia rápida es que funciona mal?**

  No. Si un paciente tiene una bradicardia permanente trataremos de programar el marcapasos para que siga al nodo sinusal (si éste funciona bien). Por lo tanto, un paciente que tenga una taquicardia sinusal apropiada (fiebre, sepsis, hipoxia, acidosis, correr detrás del autobús, etc), ésta será seguida por su marcapasos secuencial. Corrigiendo la causa, se corregirá la supuesta taquicardia mediada por el marcapasos.

- **¿Por qué mi paciente que tenía síncopes antes del marcapasos los sigue teniendo tras el implante?**
Si no ha habido ningún período en el que el paciente haya permanecido libre de síncopes lo más probable es que no se deba a una bradicardia. El marcapasos no cura las taquicardias, ni las fluctuaciones de la tensión arterial, la glucemia, el ortostatismo, la epilepsia, etc. Si en cambio, pasó años tras el implante sin síncopes y los vuelve a tener ahora, podría ser que el dispositivo se haya estropeado o agotado, o bien que una nueva causa de desmayos se ha establecido.

- **¿Qué hago si viene a la urgencia un paciente que porta un marcapasos y ha tenido síncope?**
Solicitar las pruebas para descartar otras causas no cardiológicas, como si el paciente no portara el marcapasos. Además, para asegurar el correcto

funcionamiento del aparato, se debe realizar las siguientes medidas:

- o Historia clínica completa en la que se refleje: 1) Cuándo fue la última revisión del marcapasos, puesto que si fue en un periodo menor a un año es raro que el aparato no funcione; 2) Antecedentes de cardiopatía estructural, en especial, cardiopatía isquémica, para intentar descartar taquiarritmias ventriculares.

- o ECG: 1) Si el paciente presenta bradicardia importante (<40 lpm) y no vemos espigas, es muy probable que el aparato no funcione; 2) Si el paciente no está en bradicardia (>40 lpm) y no vemos la espiga del marcapasos es muy probable que el marcapasos funcione bien y se esté inhibiendo porque comprueba que el paciente tiene una buena frecuencia cardiaca de base; 3) Si el paciente está en taquicardia, no significa seguro que el marcapasos funcione mal. Probablemente el marcapasos esté siguiendo a una actividad auricular rápida, ya sea taquicardia sinusal o taquicardias auriculares, flútteres auriculares; 4) Como ya explicamos, si vemos las espigas del marcapasos éstas deben de estar, inmediatamente antes, de cada QRS estimulado y no puede haber espigas que no se sigan de QRS.

o Radiografía de tórax postero-anterior y lateral para seguir el trayecto del cable y comprobar que no se ha fracturado y que no se ha desplazado la punta del cable.

o Análisis de sangre con especial interés a desórdenes hidroelectrolíticos.

El Electrocardiograma del Marcapasos para Dummies. ¿Es posible entenderlo?

www.ingramcontent.com/pod-product-compliance
Lightning Source LLC
Chambersburg PA
CBHW041101180526
45172CB00001B/62